Sachdev Yadav

PERTURBAÇÕES DISMÓRFICAS DO CORPO (BDD)

Sachdev Yadav

PERTURBAÇÕES DISMÓRFICAS DO CORPO (BDD)

Um estudo transversal para avaliar a consciencialização e o reconhecimento

ScienciaScripts

Imprint

Any brand names and product names mentioned in this book are subject to trademark, brand or patent protection and are trademarks or registered trademarks of their respective holders. The use of brand names, product names, common names, trade names, product descriptions etc. even without a particular marking in this work is in no way to be construed to mean that such names may be regarded as unrestricted in respect of trademark and brand protection legislation and could thus be used by anyone.

Cover image: www.ingimage.com

This book is a translation from the original published under ISBN 978-620-7-46762-4.

Publisher:
Sciencia Scripts
is a trademark of
Dodo Books Indian Ocean Ltd. and OmniScriptum S.R.L publishing group

120 High Road, East Finchley, London, N2 9ED, United Kingdom
Str. Armeneasca 28/1, office 1, Chisinau MD-2012, Republic of Moldova, Europe
Managing Directors: Ieva Konstantinova, Victoria Ursu
info@omniscriptum.com

Printed at: see last page
ISBN: 978-620-3-49478-5

Copyright © Sachdev Yadav
Copyright © 2024 Dodo Books Indian Ocean Ltd. and OmniScriptum S.R.L publishing group

Conteúdo

1 INTRODUÇÃO

Um psiquiatra italiano escreveu pela primeira vez sobre a perturbação dismórfica corporal em 1891: *"O dismorfófobo é, de facto, um indivíduo verdadeiramente infeliz que, no meio dos seus afazeres quotidianos, em conversas, enquanto lê, à mesa, enfim, em qualquer lugar e a qualquer hora do dia, é subitamente dominado pelo medo de alguma deformidade que se possa ter desenvolvido no seu corpo sem que ele se aperceba. Teme ter ou desenvolver uma testa comprimida e achatada, um nariz ridículo, pernas tortas, etc., de modo que se espreita constantemente ao espelho, apalpa a testa, mede o comprimento do nariz, examina os mais ínfimos defeitos da pele, ou mede as proporções do tronco e a retidão das pernas, e só depois de um certo tempo, tendo-se convencido do estado de dor e angústia que o ataque lhe provocou. Mas se não houver um espelho à mão, ou se ele for impedido de acalmar as suas dúvidas de uma forma ou de outra por meio de um mecanismo ou de movimentos dos mais estranhos, o ataque não termina muito rapidamente, mas pode atingir uma intensidade muito dolorosa, até ao ponto do choro e do desespero."* [1]

A Perturbação Dismórfica Corporal (PDS), também conhecida como dismorfofobia. Corpo significa "aparência externa", dismorfia significa "deformidade ou anormalidade" e perturbação significa "distúrbio clinicamente significativo". As preocupações com a aparência são reconhecidas e aceites na maioria das culturas como um aspeto do comportamento humano normal. No entanto, se estas preocupações forem excessivas e causarem sofrimento significativo ou tiverem um impacto na qualidade de vida do indivíduo, este pode estar a sofrer de TDC. Quando estas palavras se juntam, podemos dizer que se trata de uma condição de saúde mental caracterizada por um foco obsessivo em falhas ou defeitos percepcionados na aparência física de uma pessoa, que são muitas vezes mínimos ou mesmo inexistentes. As pessoas com TDC ficam preocupadas com estas falhas e podem gastar uma quantidade significativa de tempo e esforço a tentar esconder, corrigir ou alterar a sua aparência. É uma forma de perturbação psicológica somatotípica muito difundida, mas uma das mais subdiagnosticadas, e caracteriza-se por uma preocupação excessiva e persistente com defeitos ou falhas na aparência. Estas falhas percebidas não são observáveis ou parecem apenas ligeiras para os outros, mas, no entanto, dão origem a uma angústia e incapacidade significativas no doente.[2] O diagnóstico de TDC pode não ser feito, a menos que seja especificamente solicitado, a fim de anular outras diferenças no caso, o que torna o TDC uma condição tão perigosa, uma vez que pode ser facilmente apresentado num doente e pode ser incorretamente diagnosticado, uma vez que a grande maioria dos diagnósticos diferenciais que partilham mais de metade dos sintomas de TDC são igualmente fáceis de apresentar ou são igualmente comuns e, por conseguinte, frequentemente incorretamente diagnosticados. Outra causa de tal diagnóstico errado ou de não ser diagnosticado é a falta de sensibilização e de conhecimento sobre as referidas condições e uma certa ignorância demonstrada por pessoas que podem considerar esta grave condição como nada mais do que um ato para chamar a atenção. As pessoas que sofrem de TDC podem preocupar-se com qualquer aspeto da aparência, mas as preocupações mais comuns relacionam-se com as caraterísticas faciais, incluindo o nariz, os olhos, a pele e o cabelo. [3] Para preencher os critérios de diagnóstico de TDC, a preocupação com a aparência não pode ser melhor explicada por preocupações com a gordura ou o peso corporal num indivíduo que preenche os critérios de diagnóstico de uma perturbação alimentar. O TDC, explicado pela quarta edição do manual de diagnóstico e estatística da psicologia (DSM-4, Associação Americana de Psiquiatria, 1994) como uma preocupação com uma falha física imaginada ou um exagero dramático de uma falha física menor, o DSM-5 considera o TDC como uma perturbação somatoforme no espetro obsessivo-compulsivo. Embora seja considerada bastante comum, num contexto clínico normal, é muito frequente não ser diagnosticada, porque a TDC está muitas vezes associada a várias outras doenças, como a perturbação obsessivo-compulsiva (TOC), a depressão, a fobia social, a ansiedade e a toxicodependência, uma vez que partilha muitos dos seus sintomas com as referidas doenças, pelo que as probabilidades de a TDC ser mal diagnosticada também aumentam. Normalmente, os TDC seguem um curso crónico [4] e estão associados a uma acentuada incapacidade funcional em vários domínios. Nos adultos, o TDC resulta em elevadas taxas de incapacidade profissional, desemprego, disfunção social e isolamento social. Do mesmo modo, nos jovens, a TDC está associada a uma grande incapacidade funcional, incluindo a redução do desempenho académico, o retraimento social e o abandono escolar.[5] É frequente a co-morbilidade elevada, por exemplo com a perturbação depressiva major, a perturbação de ansiedade social e a perturbação obsessivo-compulsiva. O TDC também tem sido associado a taxas surpreendentemente elevadas de suicídio; as taxas registadas de ideação suicida variam entre 17% e 77%, enquanto as taxas de tentativas de suicídio variam entre 3% e 63%.[6] Apesar da gravidade da perturbação, o TDC tem recebido pouca atenção empírica até à data, em comparação com doenças relacionadas, como a TOC. No entanto, nos últimos anos, foram envidados esforços acrescidos para compreender a fenomenologia, a etiologia e o tratamento da perturbação.

PREVALÊNCIA

Embora o TDC tenha sido descrito pela primeira vez há mais de 100 anos pelo psiquiatra italiano Enrico Morselli, que cunhou o termo "dismorfofobia", do grego "dysmorphia", que se refere à feiúra, as provas sugerem que continua a ser subdiagnosticado.[7] O não reconhecimento do TDC pode levar a maus resultados físicos e psiquiátricos para os doentes[8] e, sem tratamento, o TDC parece ter um curso crónico.[9] A prevalência exacta do

TDC em todo o mundo pode ser difícil de determinar devido a vários factores, incluindo a subnotificação, o diagnóstico incorreto e as variações culturais na apresentação dos sintomas. No entanto, o TDC é reconhecido como uma condição de saúde mental relativamente comum. Eis uma visão geral da sua presença e disseminação:

A nível mundial:

- Estima-se que o TDC afecte aproximadamente 1% a 2% da população em geral[10].

- Pensa-se que ocorre com uma frequência semelhante em diferentes regiões do mundo.

- O TDC pode afetar indivíduos de todas as idades e géneros, embora comece frequentemente na adolescência ou no início da idade adulta.

Índia

- Os dados específicos sobre a prevalência do TDC na Índia podem ser limitados, mas é reconhecido como um problema de saúde mental significativo.

- Os factores culturais relacionados com a imagem corporal e os padrões de beleza podem contribuir para o desenvolvimento e a expressão do TDC na Índia, tal como em muitos outros países.

- O acesso aos serviços de saúde mental e a sensibilização para os problemas de saúde mental, incluindo o TDC, têm vindo a aumentar na Índia nos últimos anos, o que pode levar a um melhor reconhecimento e diagnóstico.

Uma revisão sistemática recente [7] destacou a prevalência de TDC em diferentes contextos. Verificou-se que a prevalência ponderada de TDC em adultos na comunidade foi estimada em 1,9%, embora este valor tenha aumentado quando se analisaram contextos psiquiátricos específicos (doentes psiquiátricos adultos em ambulatório (5,8%) e doentes psiquiátricos adultos internados 7.4%) e aumentou ainda mais no contexto de outras especialidades não psiquiátricas, como a cirurgia cosmética geral (13,2%), a cirurgia de rinoplastia (20,1%), a cirurgia ortognática (11,2%), a ortodontia/cosmética dentária (5,2%), a dermatologia ambulatória (11,3%) e a dermatologia cosmética ambulatória (9,2%).

Estes resultados realçam um aspeto difícil do diagnóstico de TDC, ou seja, o facto de uma grande proporção de doentes com TDC se apresentar a especialidades não psiquiátricas e poder não identificar que sofre de uma perturbação mental. De facto, os dados sugerem que os TDC são subdiagnosticados e que a apresentação a especialidades não psiquiátricas é apenas um fator. A falta de revelação espontânea sublinha a necessidade de os psiquiatras perguntarem especificamente sobre os sintomas de TDC quando avaliam os doentes. A utilização de instrumentos de rastreio específicos também pode ser útil, particularmente quando se avaliam doentes com perturbações que podem ser comórbidas com TDC ou que podem mascarar o verdadeiro diagnóstico de TDC, como a depressão, a perturbação obsessivo-compulsiva ou uma perturbação de ansiedade. O TDC começa geralmente na adolescência, embora possam passar 10 anos ou mais antes do diagnóstico e do tratamento adequado.[11,12] Em comparação com os adultos, os adolescentes que apresentam TDC têm taxas de suicídio mais elevadas ao longo da vida e mais crenças delirantes.[13] Num estudo de prevalência ponderada,[7] verificou-se que a prevalência de TDC é ligeiramente mais elevada entre as mulheres (2,1%) do que entre os homens (1,6%). Estes dados sugerem que os homens são afectados por TDC, embora provavelmente não tão frequentemente como as mulheres.

Foi demonstrado que o TDC é mais prevalente em adolescentes mais velhos, o que está de acordo com os relatos de que a idade média de início é de aproximadamente 16 anos.[14] A prevalência do transtorno de personalidade limítrofe (TDC) em jovens com menos de 12 anos não foi estudada, pelo que a prevalência exacta do TDC na infância é desconhecida. Também não se sabe se as taxas diferem consoante as culturas, uma vez que a maioria dos estudos de prevalência baseados na comunidade foram efectuados na Europa e na América do Norte. Esta informação ajudaria a identificar as populações em risco, permitindo esforços direcionados para apoiar o diagnóstico e o tratamento.

A prevalência de TDC varia consoante o sexo; alguns estudos indicam que é mais comum nas mulheres, enquanto outros estudos mostram que as taxas de prevalência são iguais para ambos os sexos. Estas disparidades podem ser o resultado de variações metodológicas entre os estudos, tais como variações no contexto do estudo - rácios mais elevados entre mulheres e homens são mais comuns em contextos comunitários do que em contextos clínicos. Por conseguinte, há provas de que o TDC diagnosticável é igualmente prevalente em ambos os sexos, mas que os sintomas subclínicos de TDC são mais comuns nas mulheres.[15] Os homens têm mais tendência do que as mulheres para se preocuparem com os seus órgãos genitais e com a rarefação dos pêlos, enquanto as mulheres têm mais tendência para se preocuparem com as ancas, os seios, as pernas e o excesso de pêlos no corpo. Apesar disso, as caraterísticas da TDC são geralmente semelhantes em ambos os sexos [16]. Por conseguinte, os profissionais de saúde devem estar cientes de que a TDC pode manifestar-se clinicamente de forma diferente nos homens e nas mulheres.

Em geral, a investigação sobre BDD na Índia centrar-se-á provavelmente em várias áreas-chave, incluindo

1. **Prevalência:** Os estudos podem ter como objetivo determinar a prevalência de BDD em diferentes regiões e populações da Índia.

2. **Factores culturais:** A investigação pode explorar a forma como os factores culturais, os padrões de beleza e as pressões sociais influenciam o desenvolvimento e a expressão do TDC no contexto indiano.

3. **Apresentação dos sintomas:** Os estudos podem investigar a forma como os indivíduos com TDC na Índia experienciam e expressam os seus sintomas, uma vez que as variações culturais podem ter impacto na forma como a perturbação se manifesta.

4. **Eficácia do tratamento:** A investigação poderia avaliar a eficácia de várias abordagens de tratamento, incluindo a psicoterapia e a medicação, na população indiana.

5. **Sensibilização e estigma:** Os estudos podem examinar os níveis de sensibilização para o TDC entre os profissionais de saúde, o público em geral e os indivíduos com a perturbação, bem como os esforços para reduzir o estigma.

É importante notar que a prevalência de TDC pode ser subnotificada, uma vez que os indivíduos com esta perturbação sentem frequentemente vergonha e estigma relacionados com as suas preocupações com a aparência, o que os pode desencorajar de procurar ajuda ou revelar os seus sintomas. Para além disso, alguns casos de TDC podem não ser diagnosticados ou ser mal diagnosticados como outras condições de saúde mental. Até à nossa última atualização de conhecimentos, havia poucos estudos específicos sobre TDC realizados na Índia que estivessem amplamente disponíveis no domínio público. No entanto, é importante notar que a investigação no domínio da saúde mental, incluindo o TDC, pode evoluir rapidamente e podem ter sido realizados novos estudos desde então.

CONSIDERAÇÕES CULTURAIS

Há falta de investigação que compare as caraterísticas clínicas do TDC entre países e no interior de diferentes populações e culturas [17]. Atualmente, a maioria da investigação provém da América do Norte e da Europa Ocidental.

O único estudo transcultural realizado até à data sobre o TDC comparou amostras não clínicas de estudantes americanos ($n = 101$) e alemães ($n = 133$), encontrando taxas de prevalência semelhantes nos dois grupos (4,0% dos americanos e 5,3% dos alemães).[18] Há também uma variedade de relatórios sobre o TDC de diferentes partes do mundo, incluindo a América do Sul, Turquia, África e o subcontinente indiano, o que sugere que o TDC contém caraterísticas clínicas semelhantes.[19-23]

No entanto, é provável que as manifestações de TDC possam ser influenciadas por ideias culturais em torno da beleza. Por exemplo, os relatos de casos japoneses referem as pálpebras como a caraterística principal, o que é uma queixa física rara na cultura ocidental.[24] Do mesmo modo, a variante de dismorfia muscular do TDC parece ser mais comum nas sociedades ocidentais do que na Ásia Oriental.[25]

CARACTERÍSTICAS PRINCIPAIS

O TDC é uma doença multifacetada e o seu aparecimento pode variar de pessoa para pessoa. As principais caraterísticas que merecem ser consideradas incluem:

1.	**Autocrítica obsessiva:** As pessoas com TDC analisam constantemente a sua aparência e podem adotar comportamentos repetitivos, como verificar os espelhos, procurar garantias dos outros ou tentar camuflar as suas falhas.

2.	**Funcionamento prejudicado:** O TDC pode prejudicar significativamente o funcionamento diário, as relações e a qualidade de vida em geral, uma vez que a obsessão com a aparência consome grande parte dos pensamentos e do tempo do indivíduo.

3.	**Evitamento e isolamento social:** Muitos indivíduos com TDC evitam situações sociais, evitam ser fotografados ou envolvem-se em isolamento social devido à sua extrema autoconsciência.

4.	**Percepções irrealistas:** As pessoas com TDC têm frequentemente percepções distorcidas da sua aparência. Podem acreditar genuinamente que têm defeitos graves, mesmo que os outros não os vejam como tal.

5.	**Sofrimento emocional:** O TDC está associado a níveis elevados de ansiedade, depressão e outras perturbações emocionais, que podem resultar da preocupação com as falhas percepcionadas.

6.	**Sentimentos suicidas:** Por vezes, o complexo de inferioridade dos indivíduos com TDC provoca-lhes pensamentos suicidas e alguns chegam mesmo a tentar o suicídio.

CAUSAS

As causas exactas do TDC não são totalmente conhecidas e é provável que uma combinação de factores contribua para o desenvolvimento desta doença. Alguns dos potenciais factores que podem desempenhar um papel no aparecimento de TDC incluem:

1.	**Factores genéticos:** Existem provas que sugerem que pode haver uma predisposição genética para o TDC. Os indivíduos com uma história familiar de perturbação obsessivo-compulsiva (TOC) ou TDC podem estar em maior risco.

2.	**Química cerebral:** As alterações na química do cérebro, particularmente nos neurotransmissores como a serotonina, têm sido implicadas na TDC. Estes neurotransmissores são conhecidos por desempenharem um papel na regulação do humor e nos pensamentos obsessivos.

3.	**Factores ambientais:** Experiências negativas ou factores ambientais, como a provocação ou o bullying na infância relacionados com a aparência, podem contribuir para o desenvolvimento de preocupações com a imagem corporal e TDC em indivíduos susceptíveis.

4.	**Influências socioculturais:** As pressões sociais e os padrões culturais de beleza podem desempenhar um papel no desenvolvimento do TDC. Os media, a publicidade e as plataformas de redes sociais que enfatizam a beleza idealizada podem contribuir para a insatisfação corporal.

5. **Factores psicológicos:** O perfeccionismo, a baixa autoestima e um historial de outras condições de saúde mental, como depressão ou perturbações de ansiedade, podem aumentar o risco de TDC.

6. **Experiências na infância:** As experiências traumáticas durante a infância ou adolescência, particularmente relacionadas com a aparência ou a autoestima, podem contribuir para o desenvolvimento de TDC.

7. **Comparação:** As pessoas comparam a sua aparência com a dos outros, principalmente a cor da pele, a forma dos olhos, a forma do corpo, etc., o que lhes dá um complexo de inferioridade e tentam fazer com que se pareçam com os outros.

Estudos demonstraram que os adultos com TDC relatam níveis elevados de abuso na infância, com 79% dos doentes a relatarem abuso.[26] É importante notar que estes factores interagem de formas complexas, e nem todos os indivíduos com factores de risco irão desenvolver TDC.

SINAIS E SINTOMAS

O TDC é caracterizado por uma preocupação com as falhas ou defeitos percepcionados na aparência física de uma pessoa, que são frequentemente menores ou mesmo imaginados. Os sinais e sintomas de TDC podem variar de pessoa para pessoa, mas as caraterísticas comuns incluem:

1. **Foco obsessivo:** As pessoas com TDC focam-se obsessivamente nos seus defeitos, passando um tempo significativo do dia a pensar neles.

2. **Verificação no espelho:** Olhar constantemente para espelhos, superfícies reflectoras ou tirar selfies para escrutinar a sua aparência.

3. **Excesso de cuidados de beleza:** Gastar uma quantidade excessiva de tempo em cuidados de beleza, como aplicar maquilhagem, pentear o cabelo ou tentar esconder defeitos aparentes.

4. **Comparação com os outros:** Comparar a sua aparência com a dos outros e sentir-se inadequado ou inferior como resultado.

5. **Comportamentos de evitação:** Evitar situações sociais, fotografias ou situações em que a sua aparência possa ser escrutinada.

6. **Procura de segurança:** Procurar frequentemente que os outros o tranquilizem em relação à sua aparência, mesmo que isso proporcione apenas um alívio temporário.

7. **Camuflagem:** Utilização de vestuário ou maquilhagem para esconder defeitos perceptíveis, muitas vezes a um nível extremo.

8. **Sofrimento emocional:** Sentir angústia, ansiedade ou depressão significativas relacionadas com as suas preocupações com a aparência.

9. **Impacto na vida quotidiana:** O TDC pode interferir significativamente no funcionamento diário, no trabalho, nas relações e na qualidade de vida em geral.

10. **Preocupações Múltiplas:** Embora o foco principal seja geralmente numa ou mais caraterísticas específicas (por exemplo, pele, nariz, peso), os indivíduos com TDC podem ter múltiplas preocupações sobre diferentes aspectos da sua aparência.

11. **Crenças delirantes:** Nalguns casos, os indivíduos com TDC podem ter crenças delirantes sobre a sua aparência, acreditando genuinamente que os seus defeitos são graves e perceptíveis para os outros, mesmo quando não o são.

12. **Excesso de exercício físico:** Uma pessoa com TDC começa a exercitar-se excessivamente e a correr para parecer magra e atraente.

É importante notar que o TDC é uma condição de saúde mental, e os indivíduos com esta perturbação muitas vezes não recebem conforto ou alívio das garantias dos outros. Em vez disso, a preocupação com a sua aparência pode persistir e causar um sofrimento significativo.

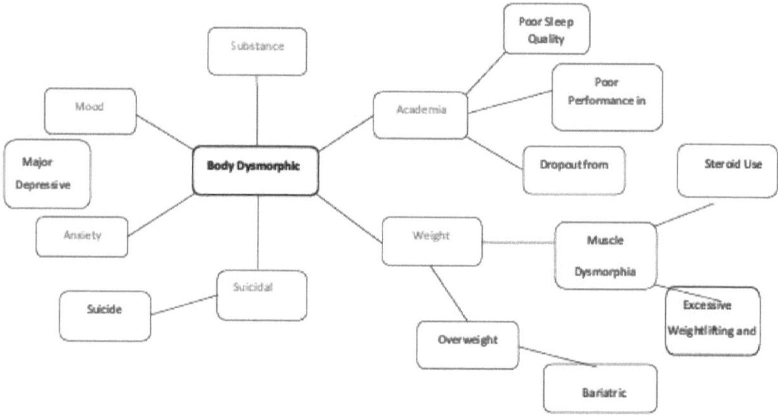

Figura 1: Impacto da perturbação dismórfica corporal em diferentes aspectos da vida.

DIAGNÓSTICO

A quinta edição do Manual de Diagnóstico e Estatística da Associação Americana de Psiquiatria (American Psychiatric Association's Diagnostic and Statistical Manual of Mental disorders-5) caracteriza o TDC como uma preocupação com um defeito percetível ou uma preocupação acentuadamente excessiva quando existe uma ligeira anomalia física, com sofrimento significativo associado e/ou incapacidade funcional.[27] A recém-publicada Classificação Internacional de Doenças 11 (CID-11) da Organização Mundial de Saúde refere que o TDC é caracterizado por uma preocupação persistente com um ou mais defeitos ou falhas na aparência que são impercetíveis ou apenas ligeiramente percetíveis para os outros. Os indivíduos experimentam uma autoconsciência excessiva, muitas vezes com ideias de referência (isto é, a convicção de que as pessoas estão a reparar, a julgar ou a falar sobre o defeito ou falha percepcionados).[28] Os critérios para a TDC também especificam que, em algum momento durante o curso da doença, o indivíduo terá realizado comportamentos repetitivos (por exemplo, verificação ao espelho, cuidados excessivos, esfoliação e procura de garantias) ou actos mentais (por exemplo, comparar a sua aparência com a dos outros) em resposta às suas preocupações com a aparência e às emoções dolorosas resultantes. Estes comportamentos e actos mentais repetitivos não são agradáveis e são difíceis de controlar/resistir. [29]

O diagnóstico de TDC envolve normalmente uma avaliação exaustiva por um profissional de saúde mental, como um psiquiatra ou psicólogo. É importante notar que o diagnóstico de TDC deve ser feito por um profissional de saúde mental qualificado, com experiência na avaliação e tratamento desta perturbação. O autodiagnóstico não é recomendado, pois o TDC pode ser uma condição complexa que requer uma avaliação completa. Eis o processo geral envolvido no diagnóstico de TDC:

1. **Avaliação Clínica:** Um profissional de saúde mental conduzirá uma avaliação clínica, que pode envolver uma entrevista estruturada ou um questionário para recolher informações sobre os pensamentos, sentimentos e comportamentos do indivíduo relacionados com as suas preocupações com a aparência.

2. **Critérios de diagnóstico:** O profissional de saúde mental utilizará os critérios de diagnóstico descritos no Manual de Diagnóstico e Estatística das Perturbações Mentais (DSM-5) para determinar se os sintomas do indivíduo satisfazem os critérios de TDC.

3. **Exclua outras doenças:** O TDC partilha algumas semelhanças com outras doenças mentais, como a perturbação obsessivo-compulsiva (TOC) e as perturbações alimentares. O médico irá avaliar se os sintomas são melhor explicados por outra perturbação e poderá efetuar avaliações ou testes adicionais, se necessário.

4. **Duração e impacto:** O diagnóstico de TDC exige que a preocupação com a aparência cause sofrimento ou prejuízo significativo na vida quotidiana, no trabalho ou nas relações do indivíduo. O clínico avaliará a duração e o impacto destes sintomas.

5. **Avaliação psicológica:** As avaliações psicológicas, tais como questionários ou entrevistas estruturadas específicas para o TDC, podem ser utilizadas para recolher informações adicionais sobre a gravidade e as caraterísticas específicas da perturbação.

6. **Colaboração com outros profissionais:** Nalguns casos, pode ser necessária a colaboração de outros profissionais de saúde, como dermatologistas ou cirurgiões plásticos, para excluir causas físicas de sofrimento.

7. **Historial do doente:** Será considerada uma história completa do doente, incluindo informações sobre o início dos sintomas, história familiar de problemas de saúde mental e

quaisquer tentativas de tratamento anteriores.

8. **Avaliação de comorbidade:** O clínico avaliará se o indivíduo tem alguma condição de saúde mental concomitante, como depressão ou ansiedade, que são comuns em indivíduos com TDC.

Uma vez diagnosticado, as opções de tratamento para o TDC podem incluir psicoterapia, como a terapia cognitivo-comportamental (TCC), e, nalguns casos, medicação. O objetivo do tratamento é reduzir a preocupação com a aparência, aliviar a angústia e melhorar o funcionamento geral e a qualidade de vida.

TRATAMENTO

É importante notar que a Perturbação Dismórfica Corporal é um problema de saúde mental grave e deve ser diagnosticada e tratada por profissionais de saúde mental. O tratamento pode incluir psicoterapia (como a terapia cognitivo-comportamental), medicação (como os antidepressivos) ou uma combinação de ambos. Procurar ajuda é essencial para melhorar a qualidade de vida e reduzir o impacto do TDC no bem-estar de um indivíduo. Os esforços de sensibilização para a saúde mental e de redução do estigma, bem como a melhoria do acesso aos serviços de saúde mental, podem ajudar a identificar e apoiar as pessoas com TDC na Índia e em todo o mundo. O tratamento do TDC envolve normalmente uma combinação de abordagens terapêuticas e, nalguns casos, medicação. O plano de tratamento específico pode variar consoante as necessidades do indivíduo e a gravidade dos seus sintomas. O tratamento de eleição para o TDC é a terapia cognitivo-comportamental (TCC) e a medicação inibidora da recaptação da serotonina (ISRS).

Eis as opções de tratamento mais comuns para o TDC:

1. **Terapia Cognitivo-Comportamental (TCC):** A TCC é considerada a psicoterapia mais eficaz para o TDC. Na TCC, os indivíduos trabalham com um terapeuta para identificar e desafiar pensamentos e crenças distorcidos sobre a sua aparência. Aprendem formas mais saudáveis de lidar com a ansiedade e os comportamentos compulsivos relacionados com as suas preocupações com a aparência.

2. **Exposição e Prevenção de Resposta (ERP):** A ERP é uma forma especializada de TCC que se concentra em expor gradualmente os indivíduos a situações que desencadeiam as suas ansiedades relacionadas com a aparência, impedindo-os de se envolverem em comportamentos compulsivos. Isto ajuda a dessensibilizá-los para os seus medos.

3. **Medicação:** Os medicamentos antidepressivos, especificamente os inibidores selectivos da recaptação da serotonina (SSRIs), são por vezes prescritos para o TDC. A clomipramina [30], o citalopram [31], o escitalopram [32] e a fluvoxamina [33] são uma série de ISRS que têm sido utilizados no tratamento do TDC. Os ISRS podem ajudar a reduzir os pensamentos

obsessivos e a aliviar os sintomas de ansiedade e depressão que frequentemente acompanham o TDC. A medicação é normalmente utilizada em conjunto com a psicoterapia.

4. **Terapia de grupo:** As sessões de terapia de grupo, conduzidas por um terapeuta treinado, podem proporcionar aos indivíduos com TDC um ambiente de apoio para partilharem as suas experiências, aprenderem com os outros e praticarem interações sociais sem julgamento.

5. **Terapia familiar ou de casais:** Nalguns casos, envolver membros da família ou parceiros na terapia pode ser benéfico para melhorar a compreensão e o apoio ao indivíduo com TDC.

6. **Terapias baseadas na atenção plena:** As técnicas das terapias baseadas na atenção plena, como a meditação da atenção plena, podem ajudar as pessoas com TDC a gerir os pensamentos e sentimentos angustiantes relacionados com a sua aparência.

7. **Grupos de apoio:** A adesão a um grupo de apoio para o TDC pode proporcionar aos indivíduos um sentido de comunidade, validação e a oportunidade de partilhar estratégias de sobrevivência com outras pessoas que compreendem as suas experiências.

8. **Educação:** A psicoeducação sobre o TDC, as suas causas e as opções de tratamento pode ser uma componente essencial da terapia, ajudando os indivíduos a compreenderem melhor a sua condição. Os inquéritos são uma forma de sensibilizar as pessoas para esta questão, através dos quais podemos informar o indivíduo sobre o seu estado de saúde relacionado com o TDC.

A escolha da abordagem de tratamento deve basear-se numa avaliação exaustiva efectuada por um profissional de saúde mental, e os planos de tratamento podem ter de ser adaptados às necessidades e circunstâncias únicas de cada indivíduo. A intervenção precoce e o tratamento consistente são cruciais para gerir o TDC e melhorar o bem-estar geral. Ainda há uma série de áreas no tratamento do TDC que requerem mais investigação. Neste momento, não se sabe se a medicação ou a TCC são mais eficazes no tratamento do TDC, uma vez que não existem estudos controlados e aleatórios que os comparem diretamente. Além disso, nenhum RCT examinou se os SSRI podem melhorar os resultados da TCC para o TDC, quer a curto quer a longo prazo, embora a experiência clínica sugira que esta é uma estratégia útil para o TDC grave.

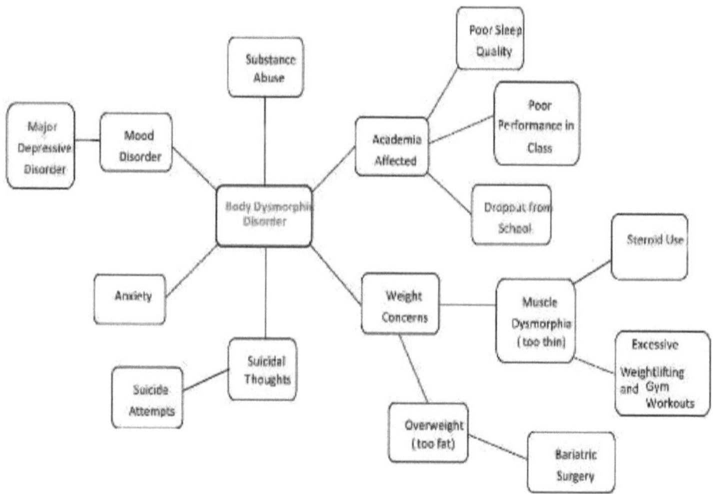

Figura 2: Tratamento da perturbação dismórfica corporal.

BDD: Perturbação Dismórfica Corporal, CBT: Terapia Cognitivo-Comportamental, SSRI: Inibidores Selectivos da Recaptação da Serotonina

2 REVISÃO DA LITERATURA

A perturbação dismórfica corporal é uma perturbação rara disfarçada, com um potencial extremo para se tornar grave ao ponto de ser fatal para os doentes e, no entanto, é uma das doenças mais subdiagnosticadas. Por conseguinte, é fundamental que os futuros profissionais de saúde estejam sensibilizados para o TDC, caso lhes seja apresentado um caso de TDC no futuro. Tabela 1: Revisão de alguns estudos de diferentes países sobre a perturbação dismórfica corporal. [34-44]

AIM

A Cross Sectional Study to Assess Understanding, Awareness and Recognition regarding Body Dysmorphic Disorders (Um estudo transversal para avaliar a compreensão, a consciencialização e o reconhecimento das perturbações dismórficas corporais).

3 OBJECTO E MÉTODO

Foi realizado um estudo quantitativo transversal com recurso a um questionário auto-administrado e preenchido voluntariamente por **258** estudantes de Farmácia [licenciatura (B.PHARM) e pós-graduação (M.PHARM)], **100** estudantes de Administração de Empresas (BBA), Direito (LLB), Aplicação Informática (BCA) e Departamento de Tecnologia (B.TECH), Banasthali Vidyapith, Rajasthan.

Foi avaliado um questionário semi-estruturado e validado, composto por **08** perguntas abertas e fechadas, abrangendo os vários domínios, ou seja, a compreensão, a sensibilização e o reconhecimento. Foram incluídos no estudo um total **de 658** indivíduos que satisfaziam os critérios de inclusão e exclusão do estudo. O estudo está em conformidade com as diretrizes STROBE para um estudo transversal.

QUESTIONÁRIO DE PERTURBAÇÃO DISMÓRFICA CORPORAL (BDDQ)

O Questionário de TDC (BDDQ) é um "auto-teste" que o próprio indivíduo preenche.[45] Só um profissional de saúde mental com formação pode diagnosticar o TDC, mas este teste pode servir como um guia útil para saber se deve procurar ajuda. Pode considerar levar as suas respostas a este teste consigo para a sua consulta com um terapeuta ou psiquiatra para discutir os resultados e o seu significado. O questionário BDDQ avalia as preocupações com a aparência física. Por favor, leia atentamente cada pergunta e selecione a resposta que melhor descreve a sua experiência.

CRITÉRIOS DE INCLUSÃO

* Os sujeitos do estudo eram estudantes dos programas de Farmácia (BPharm, MPharm), Administração de Empresas (BBA), Direito (LLB), Aplicações Informáticas (BCA) e Tecnologia (BTech), Banasthali Vidyapith, Rajasthan.
* Os sujeitos do estudo estiveram no campus durante o estudo.
* Participação voluntária no estudo.
* Consentimento informado oral.

CRITÉRIOS DE EXCLUSÃO

* O sujeito do estudo não se ofereceu como voluntário.
* O sujeito do estudo não deu o seu consentimento oral.

Questionário sobre a Perturbação Dismórfica Corporal (BDDQ)

Departamento de Farmácia, Banasthali Vidyapith.

Nome: Idade: Sexo: Data:

Programa: Educação: UG-(I/II/III/IV)/PG/Ph.D./Faculdade

Este questionário avalia as preocupações com a aparência física. Leia atentamente cada pergunta e selecione a resposta que melhor descreve a sua experiência.

1(a) Preocupa-se com a sua aparência? *Exemplos de áreas de preocupação incluem: a sua* *pele (por exemplo, acne, cicatrizes, rugas, palidez, vermelhidão); o cabelo; a forma ou tamanho do seu nariz, boca, maxilar, lábios, estômago, ancas, etc.; ou defeitos das suas mãos, genitais, seios ou qualquer outra parte do corpo.*

(b) Em caso afirmativo: Pensa muito nos seus problemas de aparência e gostaria de poder pensar menos neles? **Sim / Não**

(NOTA: se respondeu "Não" a qualquer uma das perguntas anteriores, este questionário está terminado).

2. a sua principal preocupação com a sua aparência é não ser suficientemente magra ou ficar demasiado

gordura?**Sim / Não**

3. Como é que este problema com a sua aparência afectou a sua vida?

a) Isso já o perturbou muitas vezes? **Sim / Não**

b) Tem interferido frequentemente nas suas actividades com os amigos, no namoro, nas suas relações com as pessoas ou nas suas actividades sociais? **Sim / Não**

c) A doença causou-lhe problemas na escola, no trabalho ou noutras actividades? **Sim / Não**
Há coisas que evita por causa da sua aparência? **Sim / Não**

4. Num dia normal, quanto tempo passa a pensar na sua aparência? (Some todo o tempo que passa no total num dia) **(Assinale uma opção)**

a) Menos de 1 hora por dia.

b) 1-3 horas por dia.

c) Mais de 3 horas por dia.

CONCEPÇÃO DO ESTUDO

Este foi um estudo transversal para analisar e avaliar dados de uma população, ou de um subconjunto representativo, num momento específico.

CALENDÁRIO E PLANO DE ESTUDOS

Os potenciais participantes no estudo foram cuidadosamente informados sobre a importância e o objetivo do estudo. Depois de obtido o consentimento informado oral, foram-lhes distribuídos os questionários semi-estruturados e foi-lhes dado tempo suficiente para preencherem o questionário. Os participantes no estudo foram informados de que os dados recolhidos seriam mantidos anónimos e desidentificados. O questionário foi partilhado com os programas de licenciatura (B Pharm) e de pós-graduação (M Pharm) do Departamento de Farmácia de Banasthali Vidyapith, Rajasthan. A duração do estudo foi de dois meses, de 1 de agosto de 2023 a 31 de outubro de 2023, e cada sujeito do estudo demorou 5-10 minutos a preencher o questionário. Os questionários completamente preenchidos foram utilizados para a análise dos dados. Os dados foram representados em percentagem e diagrama de barras através do Microsoft Excel.

4 RESULTADO

Foi devolvido um total de 658 questionários válidos, com uma taxa de resposta de 100%. Foram selecionados para análise de dados 658 indivíduos que satisfaziam os critérios de inclusão e exclusão do estudo.

- Administração de Empresas (BBA): 59 de 100 responderam **NÃO**
- Direito (LLB): 63 em 100 responderam **NÃO**
- Tecnologia (BTech): 70 em 100 respostas
- Aplicação informática (BCA): 68 em 100 responderam **NÃO**
- Farmácia (B Pharm): 136 de 224 responderam **NÃO**
- Farmácia (M Pharm): 18 de 34 responderam **NÃO**

CURSOS	TOTAL DE ESTUDANTES	RESPOSTAS		PERCENTAGEM (%)
		"SIM"	"NÃO"	
BBA	100	41	59	41%
LLB	100	36	63	36%
B Técnico	100	30	70	30%
BCA	100	32	68	32%
B Farmacêutica	224	88	136	39%
Farmacêutico M	34	16	18	47%

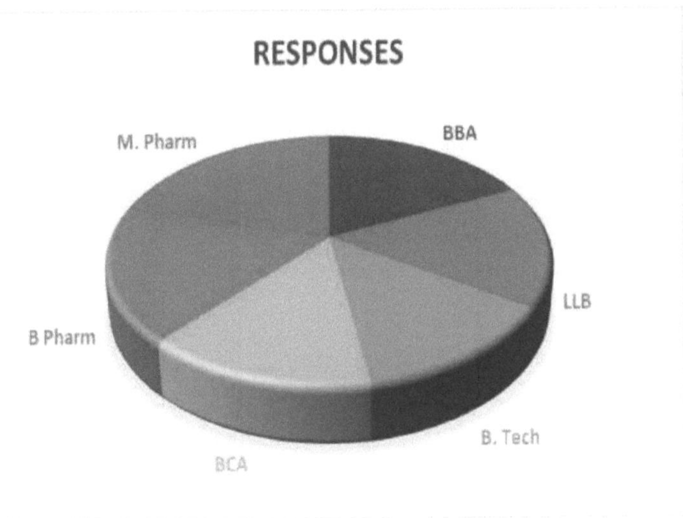

GRÁFICO 1: Preocupa-se com a sua aparência?

(Estudantes de Farmácia)

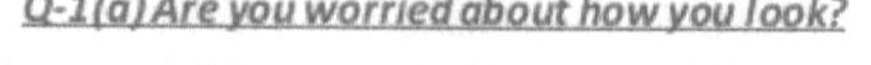

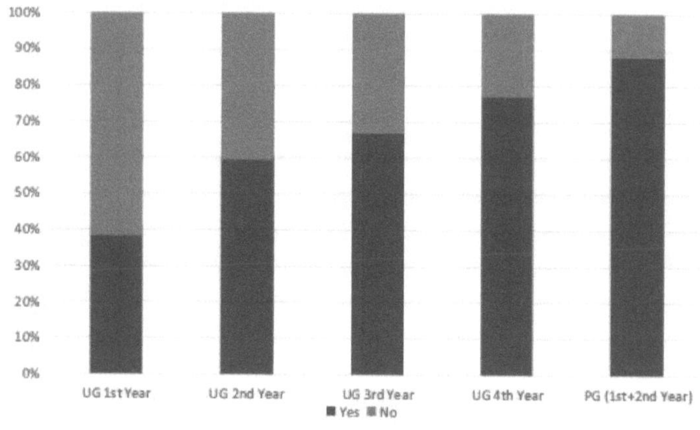

Resposta	UG (BPharm)				PG (M Pharm)
	1º ano	2º Ano	3º Ano	4º Ano	(1º+2º ano)
Sim	22	31	39	44	30
Não	35	21	19	13	4
Total	57	52	58	57	34

(Outros vs Estudantes de Farmácia)

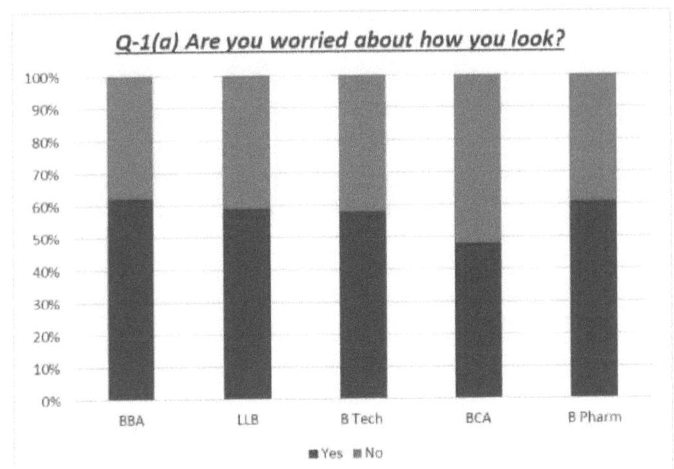

Response	BBA	LLB	B Tech	BCA	B Pharm
Yes	62	59	58	48	136
No	38	41	42	52	88
Total	100	100	100	100	224

 Pensa muito nos seus problemas de aparência e gostaria de pensar menos neles?

(Estudantes de Farmácia)

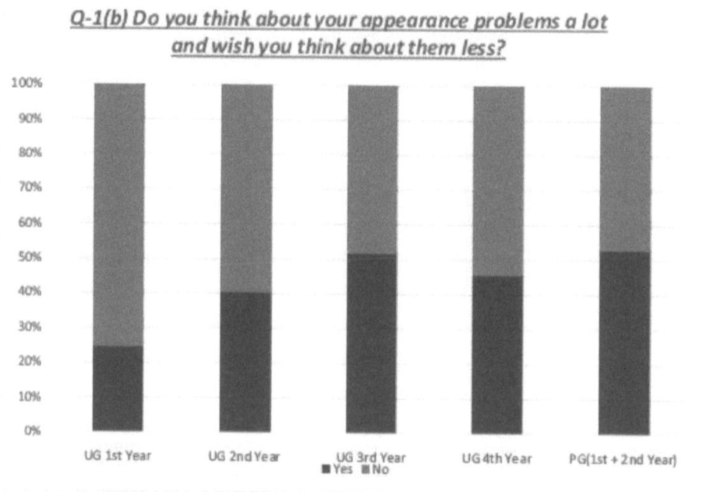

Resposta	UG (BPharm)				PG (M Pharm)
	1° ano	2° Ano	3° Ano	4° Ano	(1° +2° ano)
Sim	14	21	30	26	18
Não	43	31	28	31	16
Total	57	52	58	57	34

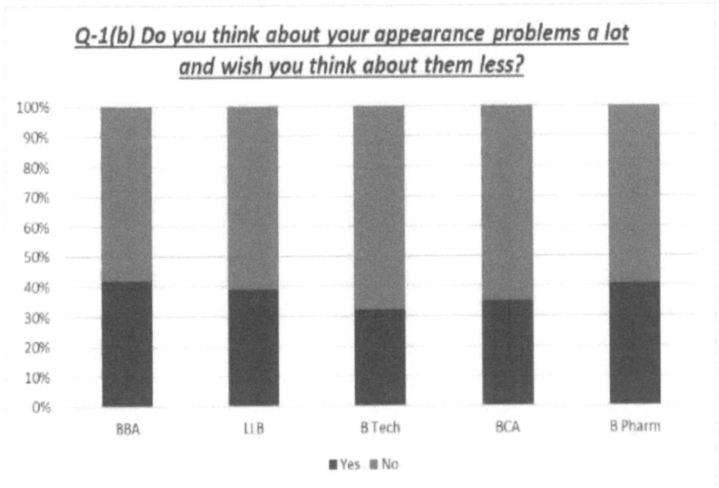

Resposta	BBA	LLB	B Técnico	BCA	B Farmacêutica
Sim	42	39	32	35	91
Não	58	61	68	65	133
Total	100	100	100	100	224

GRÁFICO 3: A sua principal preocupação com o seu aspeto é não ser suficientemente magro ou poder ficar demasiado gordo?

(Estudantes de Farmácia)

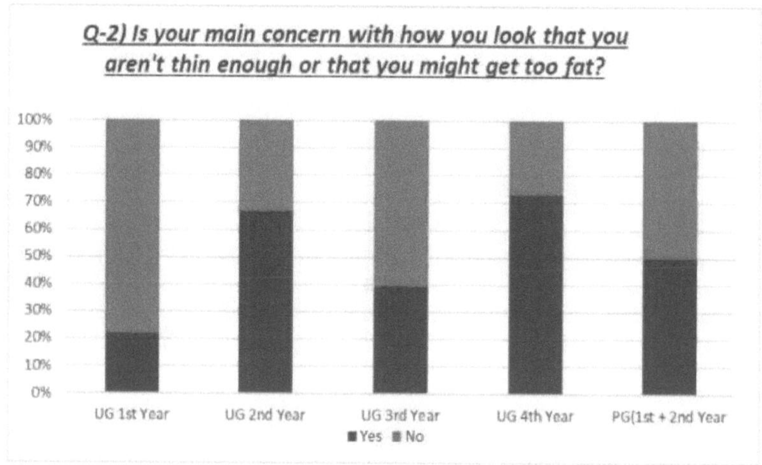

Resposta	UG (BPharm)				PG (M Pharm)
	1º ano	2º Ano	3º Ano	4º Ano	(1º+2º ano)
Sim	5	14	11	19	8
Não	18	7	17	7	8
Total	13	21	28	26	16

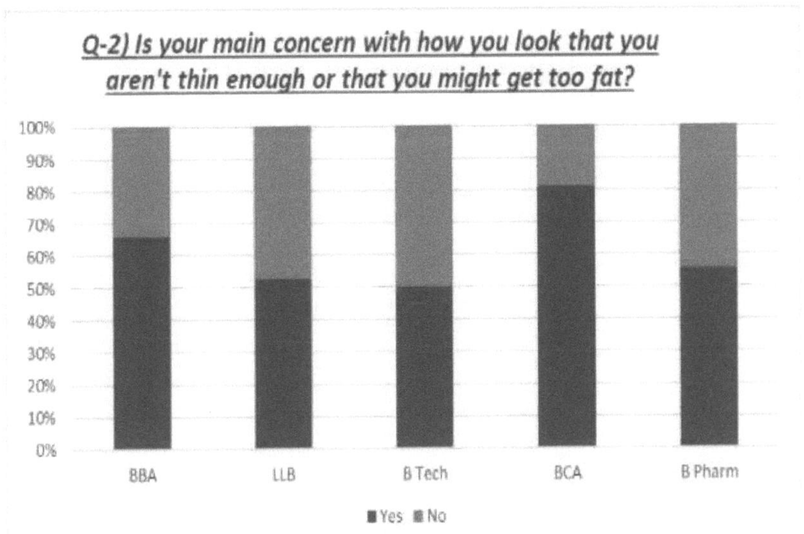

Resposta	BBA	LLB	B Técnico	BCA	B Farmacêutica
Sim	27	19	15	26	49
Não	14	17	15	6	39
Total	41	36	30	32	88

GRÁFICO 4: O seu aspeto incomodou-o muitas vezes?

(Estudantes de Farmácia)

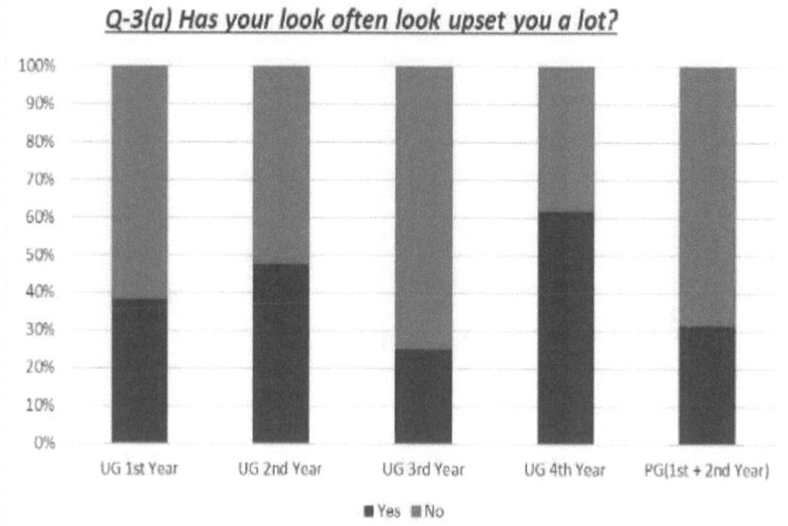

Resposta	UG (BPharm)				PG (M Pharm)
	1º ano	2º Ano	3º Ano	4º Ano	(1º+2º ano)
Sim	5	10	7	16	5
Não	8	11	21	10	11
Total	13	21	28	26	16

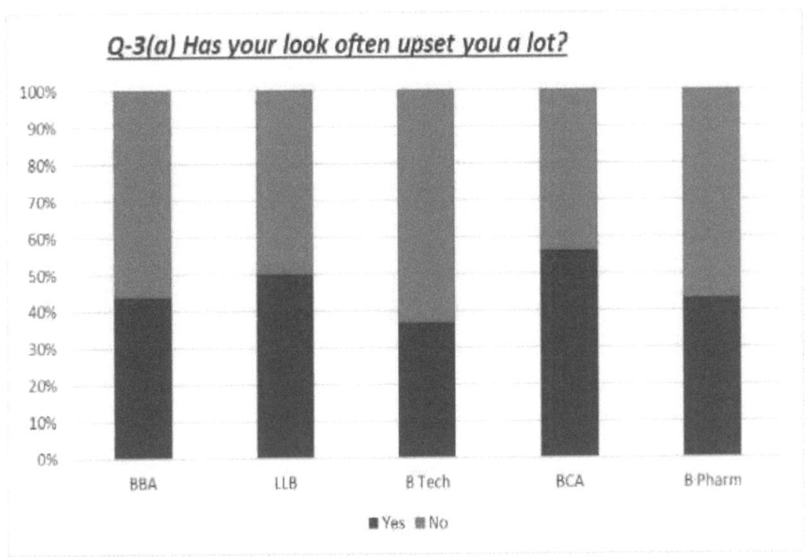

Response	BBA	LLB	B Tech	BCA	B Pharm
Yes	18	18	11	18	38
No	23	18	19	14	50
Total	41	36	30	32	88

GRÁFICO 5: A sua aparência atrapalhou muitas vezes as suas actividades com os amigos, os encontros

relações com as pessoas, ou as suas actividades sociais?

(Estudantes de Farmácia)

Q-3(b) A sua aparência atrapalhou muitas vezes a realização de coisas com amigos, namoro, suas relações com pessoas, ou nas suas actividades sociais?

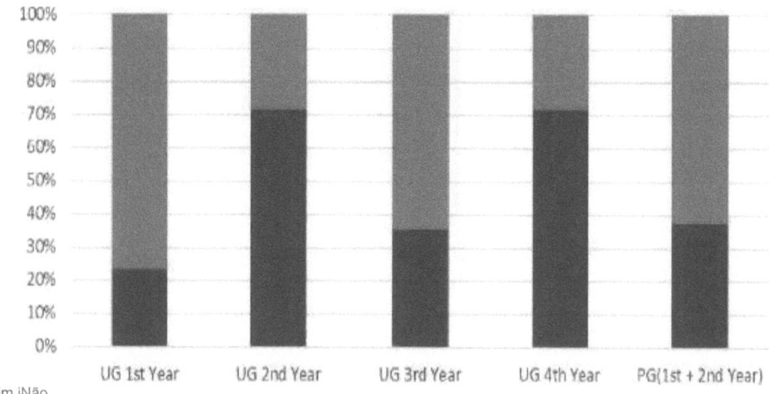

Resposta	UG (BPharm)				PG (M Pharm)
	1º ano	2º Ano	3º Ano	4º Ano	(1º+2º ano)
Sim	3	15	10	20	6
Não	10	6	18	8	10
Total	13	21	28	28	16

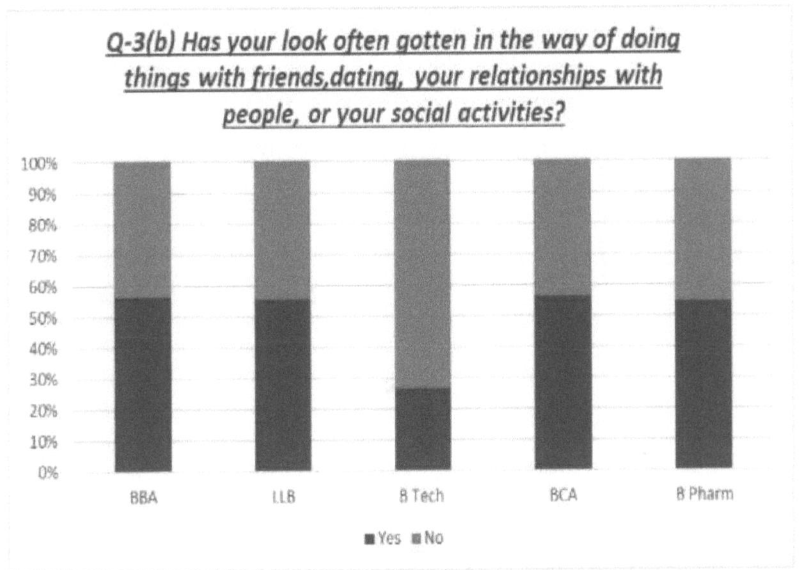

Resposta	BBA	LLB	B Técnico	BCA	B Farmacêutica
Sim	23	20	8	18	48
Não	18	16	22	14	40
Total	41	36	30	32	88

GRÁFICO 6: O seu olhar causou-lhe problemas na escola, no trabalho ou noutras actividades?

(Estudantes de Farmácia)

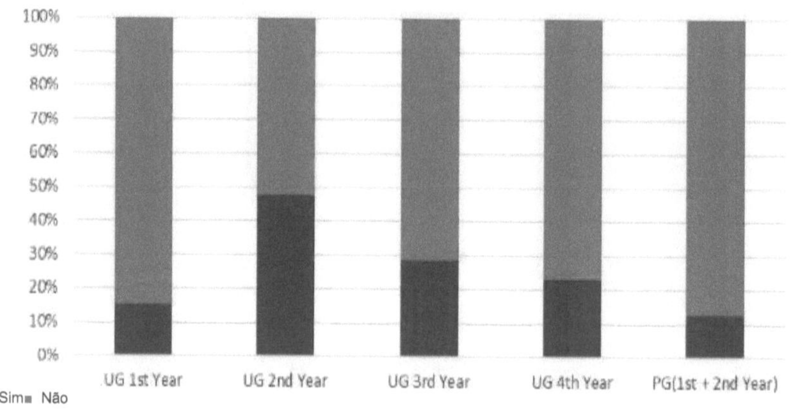

Resposta	UG (BPharm)				PG (M Pharm)
	1º ano	2º Ano	3º Ano	4º Ano	(1º+2º ano)
Sim	2	10	8	6	2
Não	11	11	20	20	14
Total	13	21	28	26	16

Q-3(c) O seu olhar causou-lhe algum problema na escola, no trabalho ou noutras actividades?

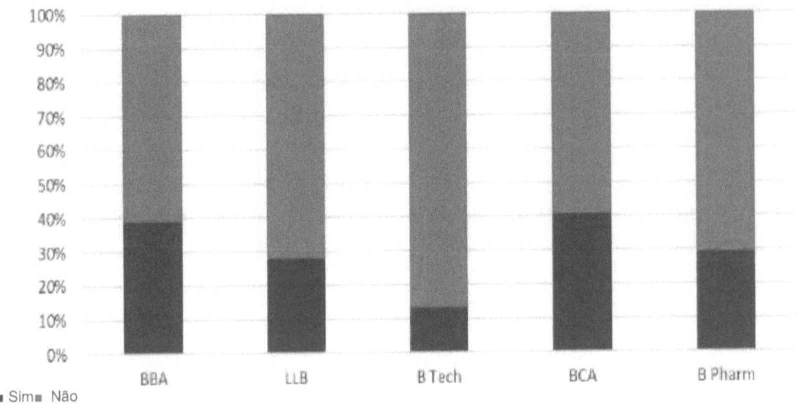

Resposta	BBA	LLB	B Técnico	BCA	B Farmacêutica
Sim	16	10	4	13	26
Não	25	26	26	19	62
Total	41	36	30	32	88

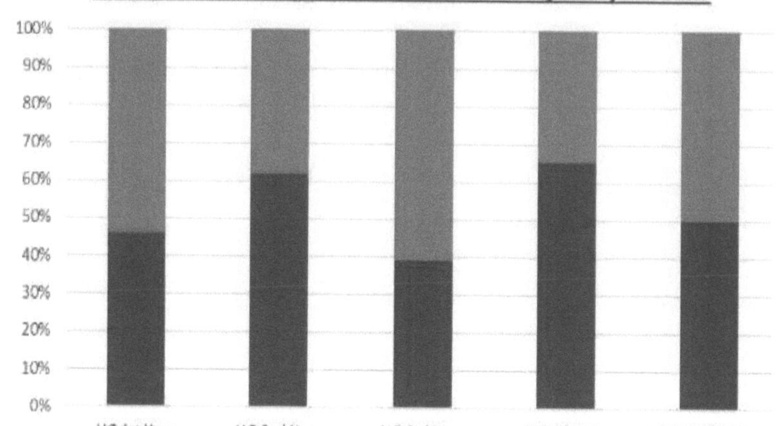

Resposta	UG (BPharm)				PG (M Pharm)
	1º ano	2º Ano	3º Ano	4º Ano	(1º+2º ano)
Sim	6	13	11	17	8
Não	7	8	17	9	8
Total	13	21	28	26	16

34

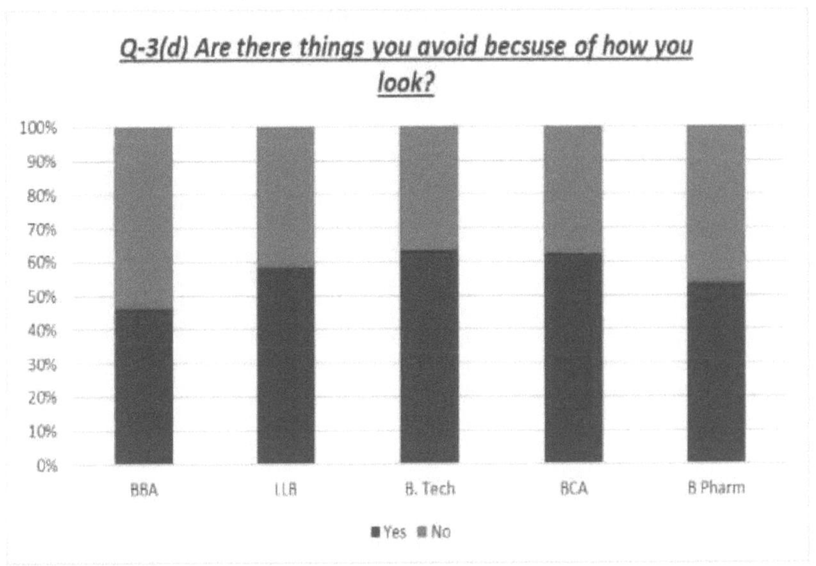

Resposta	BBA	LLB	B Técnico	BCA	B Farmacêutica
Sim	19	21	19	20	47
Não	22	15	11	12	41
Total	41	36	30	32	88

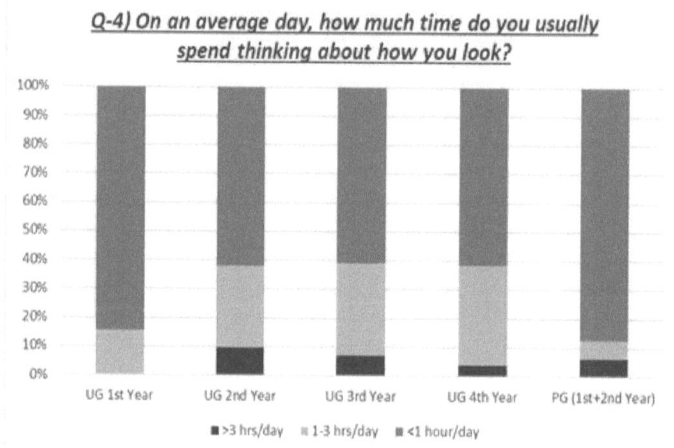

Resposta	UG (BPharm)				PG (M Pharm)
	1º ano	2º Ano	3º Ano	4º Ano	(1º+2º ano)
>3hrs./dia	0	2	2	1	1
1 -3 horas/dia	2	6	9	9	1
<1 hora/dia	11	13	17	16	14
Total	13	21	28	26	16

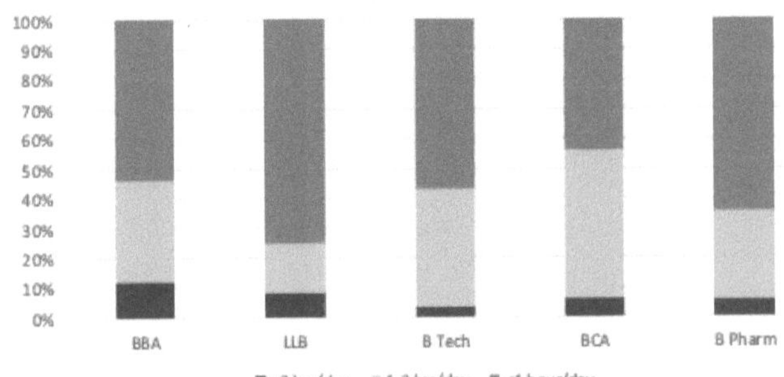

Response	BBA	LLB	B Tech	BCA	B Pharm
>3hrs./day	5	3	1	2	5
1-3 hrs./day	14	6	12	16	26
<1 hour/day	22	27	17	14	57
Total	41	36	30	32	88

5 CONCLUSÃO

O TDC é uma condição de saúde mental relativamente comum e debilitante, que se distingue das preocupações normativas com a aparência corporal. Um número crescente de trabalhos identificou tratamentos baseados em provas que demonstraram melhorar os sintomas da maioria dos doentes com TDC, nomeadamente a utilização de medicação SRI e a TCC. É certo que o TDC continua a ser subdiagnosticado devido a uma série de factores, o que significa que é pouco provável que os doentes recebam o tratamento de que necessitam e continuem a sofrer.

É necessária mais investigação para ajudar os médicos a identificar melhor o TDC e a tratá-lo nas suas populações, incluindo as diferenças interculturais na apresentação, uma maior compreensão dos factores que prevêem a resposta ao tratamento e a investigação de opções de tratamento mais eficazes e facilmente acessíveis, incluindo a utilização da tecnologia.

Em resumo, o TDC é uma perturbação relativamente comum, complexa e potencialmente debilitante que prejudica a vida de uma pessoa de muitas formas. A investigação sobre o TDC ainda está a dar os primeiros passos em comparação com outras perturbações psiquiátricas. Assim, há uma necessidade premente de reconhecer esta perturbação e de educar as pessoas sobre a positividade do corpo. Aumentar a sensibilização para esta doença grave e promover a sensibilização, a deteção, o diagnóstico e o tratamento só pode ajudar uma pessoa a livrar-se da TDC e a voltar a viver uma vida saudável.

6 REFERÊNCIAS

1.   Morselli E. Sulla dismorfofobia e sulla tafefobia: Due forme non per anco descritte di Pazzia con idee fisse. Boll R Accad Genova 1891; 6:110-9.

2.   Associação Americana de Psiquiatria. Manual de Diagnóstico e Estatística das Perturbações Mentais. 5th ed. VA: Arlington American Psychiatric Publishing 2013.

3.   Phillips KA, Didie ER, Menard W, *et al.* Caraterísticas clínicas da perturbação dismórfica corporal em adolescentes e adultos. *Psychiatry Res* 2006; 141: 305-14.

4.   Phillips KA, Menard W, Quinn E, *et al.* Um estudo prospetivo de acompanhamento observacional de 4 anos do curso e preditores do curso no transtorno dismórfico corporal. *Psychol Med* 2013; 43:1109-17.

5.   Mataix-Cols D, Fernández de la Cruz L, Isomura K, *et al.* Um ensaio piloto randomizado controlado de terapia cognitivo-comportamental para adolescentes com transtorno dismórfico corporal. *J Am Acad Child Adolescente Psiquiatria* 2015; 54: 895-904.

6.   Angelakis I, Gooding PA, Panagioti M. Suicidalidade no transtorno dismórfico corporal (BDD): uma revisão sistemática com meta-análise. *Clin Psychol Rev* 2016; 49: 55-66.

7.   Veale D, Gledhill LJ, Christodoulou P, Hodsoll J. Body dysmorphic disorder in different settings: Uma revisão sistemática e uma estimativa da prevalência ponderada. Imagem Corporal 2016; 18:168-86.

8.   Thompson CM, Durrani AJ. An increasing need for early detection of body dysmorphic disorder by all specialties (Uma necessidade crescente de deteção precoce da perturbação dismórfica corporal por todas as especialidades). J R Soc Med 2007; 100:61-2.

9.   Phillips KA, Menard W, Quinn E, Didie ER, Stout RL. Um estudo prospetivo de acompanhamento observacional de 4 anos do curso e preditores do curso no transtorno dismórfico corporal. Psychol Med 2013; 43:1109-17.

10. Phillips KA, Wilhelm S, Koran LM, et al. Body dysmorphic disorder: some key issues for DSM- V. Depress Anxiety 2010; 27:573-91.

11. Phillips KA, Menard W, Fay C, Weisberg R. Caraterísticas demográficas, fenomenologia, comorbilidade e história familiar em 200 indivíduos com perturbação dismórfica corporal. Psychosomatics 2005; 46:317-25.

12. Veale D, Boocock A, Gournay K, Dryden W, Shah F, Willson R, *et al.* Perturbação dismórfica do corpo. Um estudo de cinquenta casos. Br J Psychiatry 1996; 169:196-201.

13. Phillips KA, Didie ER, Menard W, Pagano ME, Fay C, Weisberg RB, *et al.* Caraterísticas clínicas da perturbação dismórfica corporal em adolescentes e adultos. Psychiatry Res 2006; 141:305-14.

14. Bjornsson AS, Didie ER, Grant JE, et al. Idade de início e correlações clínicas na dismorfia corporal

transtorno. Compr Psychiatry 2013; 54:893-903.

15. Schneider SC, Turner CM, Mond J, et al. Prevalência e correlações da perturbação dismórfica corporal numa amostra comunitária de adolescentes. Aust N Z J Psychiatry 2017; 51:595-603.

16. Dixon L, Marques L. Aspectos culturais, raciais e étnicos da perturbação dismórfica corporal e implicações do tratamento. In: Phillips K, editor. Body Dysmorphic Disorder, Advances in Research and Clinical Practice. New York: Oxford University Press; 2017.

17. Bohne A, Keuthen NJ, Wilhelm S, Deckersbach T, Jenike MA. Prevalência de sintomas de perturbação dismórfica corporal e seus correlatos: A cross-cultural comparison. Psychosomatics 2002; 43:486-90.

18. Borda T, Neziroglu F, Santos N, Donnelly K, Rivera RP. Status do transtorno dismórfico corporal na Argentina. J Anxiety Disord 2011; 25:507-12

19. Fontenelle LF, Telles LL, Nazar BP, de Menezes GB, do Nascimento AL, Mendlowicz MV, *et al.* Estudo sociodemográfico, fenomenológico e de seguimento a longo prazo de pacientes com transtorno dismórfico corporal no Brasil. Int J Psychiatry Med 2006; 36:243-59.

20. Cansever A, Uzun O, Dönmez E, Ozsahin A. The prevalence and clinical features of body dysmorphic disorder in college students: Um estudo numa amostra turca. Compr Psychiatry 2003; 44:60-4.

21. Turkson SN, Asamoah V. Perturbação dismórfica corporal num homem do Gana: Relato de caso. East Afr Med J 1999; 76:111-4.

22. Raman K. Perturbação dismórfica do corpo: Categoria limítrofe entre neurose e psicose. Indian J Psychiatry 2013; 55:380-2.

23. Hunt TJ, Thienhaus O, Ellwood A. O espelho mente: Distúrbio dismórfico corporal. Am Fam Physician 2008; 78:217-22.

24. Sreshta N, Pope HG Jr., Hudson JI, Kanayama G. Dismorfia muscular. In: Phillips K, editor. Body Dysmorphic Disorder, Advances in Research and Clinical Practice. Nova Iorque: Oxford University Press; 2017.

25. Enander J, Ivanov VZ, Mataix-Cols D et al. Prevalência e hereditariedade dos sintomas dismórficos corporais em adolescentes e jovens adultos: um estudo nacional de gémeos de base populacional. Psychol Med 2018;48(16):2740-7

26. Associação Americana de Psiquiatria. Manual de Diagnóstico e Estatística das Perturbações Mentais. Revisão do texto. 4th ed. Washington, DC: Associação Americana de Psiquiatria; 2000.

27. Organização Mundial de Saúde. CID-11 Classificação Internacional de Doenças para as

Estatísticas de Mortalidade e Morbilidade. Décima primeira revisão. Organização Mundial da Saúde; 2018. Disponível em: https://icd.who.int/browse11/l-m/en. [Último acesso em 2024 jan05].

28. Phillips KA, Kaye WH. A relação da perturbação dismórfica corporal e das perturbações alimentares com a perturbação obsessivo-compulsiva. CNS Spectr 2007; 12:347-58.

29. Associação Americana de Psiquiatria. Manual de diagnóstico e estatística das perturbações mentais. 5ª ed. Arlington, VA: 2013.

30. Hollander E, Allen A, Kwon J, *et al.* Clomipramine vs desipramine crossover trial in body dysmorphic disorder: selective efficacy of a serotonin reuptake inhibitor in imagined ugliness. *Arch Gen Psychiatry* 1999; 56:1033-9.

31. Phillips KA, Najjar F. An open-label study of citalopram in body dysmorphic disorder. *J Clin Psychiatry* 2003; 64:715-20.

32. Phillips KA, Keshaviah A, Dougherty DD, *et al.* Prevenção da recaída da farmacoterapia na perturbação dismórfica corporal: um ensaio em dupla ocultação, controlado por placebo. *Am J Psychiatry* 2016; 173:88795.

33. Phillips KA, Dwight MM, McElroy SL. Efficacy and safety of fluvoxamine in body dysmorphic disorder (Eficácia e segurança da fluvoxamina na perturbação dismórfica corporal). *J Clin Psychiatry* 1998; 59:165-71.

34. Cansever A, Uzun Ö, Dönmez E et al. The prevalence and clinical features of body dysmorphic disorder in college students: a study in a Turkish sample. Compr Psychiatry 2003; 44(1):60-4.

35. Koran LM, Abujaoude E, Large MD et al. The prevalence of body dysmorphic disorder in the United States adult population (A prevalência da perturbação dismórfica corporal na população adulta dos Estados Unidos). CNS Spectr 2008; 13(4):316-22.

36. Liao Y, Knoesen NP, Deng Y et al. Perturbação dismórfica corporal, ansiedade social e sintomas depressivos em estudantes de medicina chineses. Soc Psychiatry Psychiatr Epidemiol 2010; 45(10):963- 71.

37. Conrado LA, Hounie AG, Diniz JB et al. Transtorno dismórfico corporal em pacientes dermatológicos: Prevalência e caraterísticas clínicas. J Am Acad Dermatol 2010; 63(2):235-43.

38. Barahmand U, Shahbazi Z. Prevalência e associações entre preocupações dismórficas corporais, crenças obsessivas e ansiedade social. Asia Pac Psychiatry 2015;7(1):54-63.

39. Fathololoomi MR, Tabrizi AG, Bafghi AF et al. Perturbação dismórfica corporal em candidatos a rinoplastia estética. Pak J Med Sci 2013; 29(1):197-200.

40. Brohede S, Wingren G, Wijma B et al. Prevalência da perturbação dismórfica corporal

entre as mulheres suecas: um estudo de base populacional. Compr Psychiatry 2015; 58:108-15.

41. Schneider SC, Turner CM, Mond J et al. Prevalência e correlações da perturbação dismórfica corporal numa amostra comunitária de adolescentes. Aust N Z J Psychiatry 2017; 51(6):595-603.

42. Ahamed SS, Enani J, Alfaraidi L et al. Prevalência da perturbação dismórfica corporal e sua associação com caraterísticas corporais em estudantes de medicina do sexo feminino. Iran J Psychiatry Behav Sci 2016; 10(2).

43. Buhlmann U, Glaesmer H, Mewes R et al. Actualizações sobre a prevalência da perturbação dismórfica corporal: um inquérito de base populacional. Psychiatry Res 2010; 178(1):171-5.

44. Jangda AA, Uddin MF, Jangda MA et al. Perturbação dismórfica corporal: uma preocupação séria para a nossa geração jovem. Asian J Psychiatr 2017; 28:3.

45. Philips KA. Understanding Body dysmorphic disorder: an essential guide, Oxford, Oxford University Press, 2009.

APÊNDICE

45

Estudo	Localização	População do estudo	N.º de participantes			Idade média (em anos)	Ferramenta de rastreio	Prevalência de BDD			Comentários
			Total	Masculino	Feminino			Total (%)	Homens (%)	Mulheres (%)	
Can sever A et al.[16]	Turquia	Estudantes de enfermagem do sexo feminino	420	0	420	19.1	DSMIV BDDE	4.8	0	4.8	O diagnóstico de TDC foi efectuado através de uma entrevista utilizando o BDDE.
Koran ML et al[17]	EUA	População adulta	2048	739	1309	A maioria dos participantes tinha mais de 55 anos*	Entrevista telefónica DSMIV BDD	2.4	0.8	1.6	Os homens estavam mais preocupados com o "cabelo" e as mulheres com o "estômago".
Liao Y et al.[18]	China	Estudantes do primeiro ano de medicina	487	181	306	18.5	Critérios DSM IV BDDQ, DCQ	6	0	6	Outras escalas adicionais utilizadas no estudo são o BSQ, o SMAQ, o SIAS, o BDDQ e o SDS.
Conrado LA et al.[19]	Brasil	Doentes dermatológicos (300) e controlos (50)	350	71	279	42.2	BDDQ-DV	9.1	N/A	N/A	O TDC foi mais comum entre os indivíduos que procuraram tratamento dermatológico (n=31) em comparação com o grupo de controlo (n=1).
Barahmand U et al.[20]	Irão	Estudantes do último ano do liceu aos dois primeiros anos da universidade	843	463	380	18.1	MBSRQ-AS	19.1	6.6	12.5	12,9% da população tinha ansiedade social comórbida, enquanto 6,4% tinha crenças obsessivas comórbidas. As mulheres relataram mais ansiedade social, enquanto os homens relataram mais crenças obsessivas.
Fatliololoom MR et al.[21]	Irão	Pacientes com rinoplastia	130	31	99	26.4	BDDQ	31.5	N/A	N/A	Entre os doentes com TDC, 29,3% tinham depressão coexistente e 26,8% tinham ansiedade coexistente.
Broltede S et al.[22]	Suécia	Fêmeas adultas	2885	0	2885	18-30(29.2%); 345(36.4%); 46-60	DSMIV BDDQ	2.1	0	2.1	A depressão e a ansiedade foram medidas utilizando a HADS. O grupo

						(34.4%)*					etário dos 18-30 anos registou uma maior prevalência de TDC.
Schneider SC et al.[23]	Austrália	Adolescentes	3149	2000	1149	14.6	DSMIV BDDQ-A	1.7	N/A	N/A	A depressão e a ansiedade foram medidas utilizando a HADS. O grupo etário dos 18-30 anos registou uma maior prevalência de TDC.
Ahamed SS et al.[24]	Arábia Saudita	Estudantes de medicina do sexo feminino	365	0	365	20.0	BIDQ	4.4	0	4.4	Foi utilizada a escala SIAS. Não foi encontrada uma associação significativa entre TDC e ansiedade social. Os participantes mostraram-se mais preocupados com a sua pele.
Buhlmann U et al.[25]	Alemanha	População em geral (18-93 anos)	2510	1142	1368	46.9	DSMIV BDD 1	1.8	7	1.1	Os indivíduos afectados por TDC apresentaram uma maior frequência de ideação e tentativas de suicídio em comparação com os indivíduos sem TDC. O historial de cirurgia estética foi mais frequentemente referido pelos indivíduos com dismorfismo corporal.
Jangda AA et al.[26]	Paquistão	Estudantes universitários	280	0	280	22.5	DSM-5 BIDQ	8.1	0	8.1	O TDC era prevalente entre as estudantes universitárias e o peso era o principal foco de preocupação.

Tabela 1. N/D: Não disponível, BDD: Perturbação Dismórfica Corporal, BDDE: Exame de Perturbação Dismórfica Corporal, BDDQ: Questionário de Perturbação Dismórfica Corporal, BDDQ-A: Questionário de Perturbação Dismórfica Corporal - Versão Adolescente, BDDQ-DV: Questionário de Perturbação Dismórfica Corporal - Versão Dermatológica, BIDQ: Body Image Disturbance Questionnaire, BSQ: Body Shape Questionnaire, DCQ: Dysmorphic Concern Questionnaire, DSM-IV: Manual de Diagnóstico e Estatística das Perturbações Mentais - Quarta Edição, DSM-5: Manual de Diagnóstico e Estatística das Perturbações Mentais - Quinta Edição HADS: Hospital Anxiety and Depression Scale, MBSRQ-AS: Multidimensional Body-Self Relations Questionnaire Appearance Scales, SDS: Self-

Rating Depression Scale, SIAS: Social Interaction Anxiety Scale, SMAQ: Swansea Muscularity Attitudes Questionnaire *A idade média não estava disponível e os dados do estudo foram comunicados.

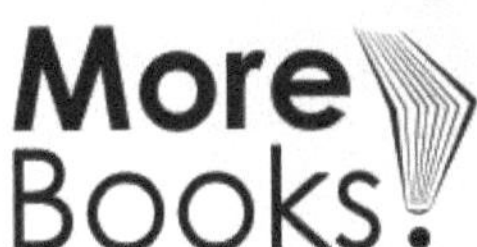

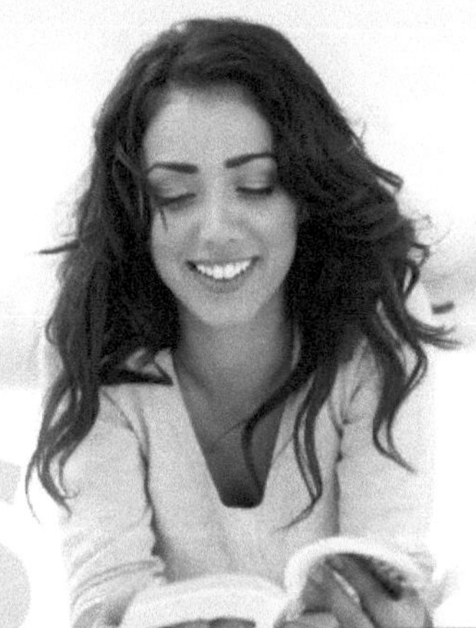

I want morebooks!

Buy your books fast and straightforward online - at one of world's fastest growing online book stores! Environmentally sound due to Print-on-Demand technologies.

Buy your books online at
www.morebooks.shop

Compre os seus livros mais rápido e diretamente na internet, em uma das livrarias on-line com o maior crescimento no mundo! Produção que protege o meio ambiente através das tecnologias de impressão sob demanda.

Compre os seus livros on-line em
www.morebooks.shop

info@omniscriptum.com
www.omniscriptum.com

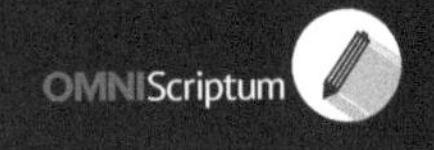

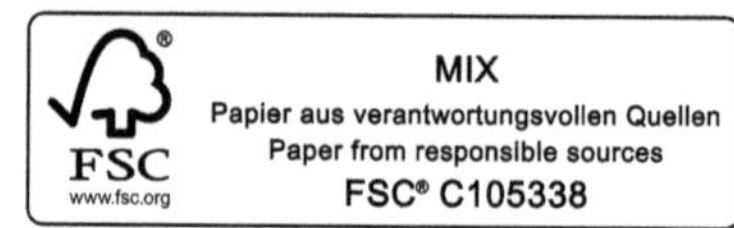

Printed by Books on Demand GmbH, Norderstedt / Germany